EAUX MINÉRALES

Ferrugineuses

DE

CASTELJALOUX

(Département de Lot-et-Garonne)

SOURCE BORDES-LEVADOU

Pierre BARRE, Propriétaire

Les eaux de cette source ont été analysées par l'Académie royale de médecine
le 29 juin 1841.

L'exploitation en a été autorisée par décision ministérielle
en date du 30 juin 1842.

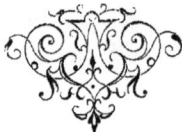

BORDEAUX

Imprimerie G. Gounouilhou

9-11, rue Guiraude, 9-11

1902

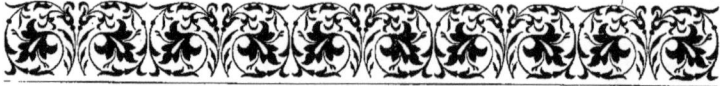

Eaux Minérales Ferrugineuses

DE

CASTELJALOUX

(Département de Lot-et-Garonne)

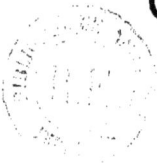

SOURCE BORDES-LEVADOU
Pierre BARRE, Propriétaire.

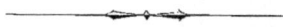

L'homme, préoccupé d'agrandir son bien-être physique et désireux de prolonger la durée de son existence, d'en écarter la série des maux nombreux qui l'assaillent, et qui sont tellement inhérents à son organisation qu'ils paraissent une modification de la vie; l'homme, dis-je, a porté dans tous les temps toute son aptitude à découvrir des moyens propres à atteindre ce double but.

De là, l'invention fabuleuse de ces fontaines de Jouvence, la transfusion audacieuse du sang, et toutes ces panacées prônées et acceptées avec avidité, mais qui, bientôt discréditées, sont venues s'évanouir au creuset de l'expérience. L'illusion cessait pour le moment, mais les hommes, dominés par un charme si décevant, ne se décourageaient pas dans leurs recherches, et se livraient à de nouvelles investigations pour réaliser leur chimérique espoir.

1*

A travers toutes ces tentatives infructueuses, des découvertes importantes se firent, parmi lesquelles on doit placer la connaissance des eaux minérales, appliquées au traitement d'une infinité de maladies contre lesquelles l'art de la médecine restait souvent impuissant.

Peu importe que le hasard, l'empirisme ou l'exemple des animaux, souvent nos maîtres et nos guides, nous aient conduits au résultat de ce bienfait immense; je ne m'occuperai pas d'en assigner l'origine, elle remonte au berceau de la civilisation et se perd dans la nuit des temps : les siècles en ont donc consacré l'usage, mais la raison ne pouvait en assigner le mode d'action, parce que leurs principes constituants restaient inconnus. La chimie, si habile de nos jours, a dissipé tous les doutes en portant le flambeau éclairé de l'analyse dans la décomposition des diverses eaux minérales, et, pour compléter son opération, procédant par la voie de la synthèse, elle est parvenue à recomposer ces eaux minérales, en prenant pour base les résultats de son analyse.

L'auteur de la nature, si prodigue de bienfaits, a multiplié dans le midi de la France ces sources salutaires, destinées à soulager tant d'infirmités humaines. Les eaux sulfureuses y abondent, sa munificence s'est comblée en en faisant jaillir sur tant de points divers; mais il n'en est pas de même des eaux ferrugineuses, qui ont une si grande importance médicale : leurs sources dans nos climats sont rares, et si, par un don spécial et inattendu, il en apparaît quelqu'une nouvelle, on doit se hâter de la signaler aux médecins, pour qu'ils puissent en conseiller l'usage à leurs malades dont l'état souvent désespéré ne trouverait plus de ressources dans un art qui a ses bornes.

Nous allons placer ici l'historique de la source de M. Levadou.

Déjà, la ville de Casteljaloux possédait une source d'eau minérale ferrugineuse appartenant à M. Samazeuilh, lorsque M. Levadou, voulant fonder un établissement de bains de santé, découvrit dans le jardin de M. Bordes, à quatorze pieds de profondeur, une source très abondante. L'eau en fut d'abord soumise à l'analyse par un pharmacien distingué et par M. le D\u1d3f Caumont, et il fut reconnu qu'elle était ferrugineuse et qu'elle contenait plusieurs sels à base de magnésie.

Encouragé par ce premier essai, M. Levadou conçut le projet d'un établissement qui, concurremment avec celui de M. Samazeuilh, devait contribuer si puissamment au soulagement des malades et à la richesse du pays.

Mais en présence d'une rivalité toujours redoutable, n'aurait-elle qu'un jour de préexistence, la prudence lui commandait impérieusement de faire constater au grand jour de la publicité, et par un homme hautement avoué par la science, les propriétés des eaux de sa source; et M. Levadou ne recula pas devant les exigences de sa position de dernier venu. Il fit un appel à M. Magonty, et ce jeune professeur de chimie, dont la science a devancé l'âge, que Paris a renvoyé à sa ville natale tout chargé de médailles, et dont Bordeaux se glorifie, M. Magonty se transporta sur les lieux mêmes, et là, en présence de tous les habitants notables de Casteljaloux, il procéda à l'examen comparatif des eaux de M. Samazeuilh et de celles de M. Levadou; et le résultat de cette première expérience publique fut une indication certaine de la supériorité des eaux de M. Levadou sous le rapport du fer, comme le prouve irréfragablement l'analyse suivante de M. Magonty, que nous donnons littéralement.

ANALYSE

DE

L'EAU MINÉRALE FERRUGINEUSE DE CASTELJALOUX

(Source Bordes-Levadou)

Par M. MAGONTY, Professeur de Chimie à Bordeaux.

L'eau dont j'ai à faire l'analyse a sa source dans un jardin attenant à la ville de Casteljaloux (Lot-et-Garonne) et sur le bord de la petite rivière l'*Avance*. La surface de ce sol noirâtre et ligniteux est formée par les détritus des végétaux qui croissaient dans cette partie autrefois marécageuse, et aujourd'hui couverte de jardins et de prairies. A une douzaine de pieds se trouve un terrain sablonneux d'où surgit la source d'eau minérale avec tant d'abondance qu'une pompe, mise en jeu pendant vingt-quatre heures, n'a pu l'épuiser. Placée enfin sur les limites des Landes, où le minerai de fer existe en si grande quantité, il n'est pas étonnant que cette contrée renferme des eaux ferrugineuses. Aussi, la thérapeutique s'est-elle déjà enrichie, l'année dernière, d'un agent semblable situé dans une propriété de M. Samazeuilh; c'est aussi d'une eau ferrugineuse, appartenant à M. Levadou, dont j'ai maintenant à rendre compte.

Cette eau, d'une transparence parfaite lorsqu'on vient de la puiser, et que le sable n'a point été mis en mouvement par l'agitation, se trouble après quelques heures d'exposition à l'air libre. Elle marque 15° C., l'air ambiant étant à 18°; sa saveur est fortement ferrugineuse; les papiers bleu et rouge de tournesol, ainsi que celui d'acétate de plomb trempés dans le liquide, n'éprouvent aucun changement.

Le tableau suivant fait connaître comparativement l'action qu'exercent sur cette eau et celle de M. Samazeuilh des quantités égales de différents réactifs.

TABLEAU COMPARATIF

	SOURCE LEVADOU	SOURCE SAMAZEUILH
Saveur............	Fortement ferrugineuse.	Moins sapide que la précédente.
Teinture gallique.....	Coloration noire immédiate.	Coloration noire immédiate, mais moins intense.
Acide gallique pur....	Coloration noire immédiate.	Coloration noire immédiate, mais moins intense.
Cyanure de potassium et de fer..........	Coloration verte immédiate. Précipité bleu après 6 heures.	Pas de coloration immédiate. Après 6 heures coloration sans précipité.
Azotate d'argent.....	Trouble immédiat. Précipité après 6 heures.	Trouble immédiat. Précipité après 6 heures.
Oxalate d'ammoniaque..	Précipité.	Précipité.
Ammoniaque........	Trouble léger.	Trouble léger.
Azotate de baryte...	Rien.	Rien.
Potasse a l'alcool....	Trouble immédiat. Précipité après 6 heures.	Trouble immédiat. Précipité après 6 heures.

D'après ces faits, je pouvais conclure que du fer, des chlorures, de la chaux existaient dans ces eaux à l'état de dissolution, qu'il n'y avait pas de sulfates et peu de magnésie. Guidé par ces premières indications, j'ai procédé à l'analyse quantitative de la manière suivante.

2*

EXAMEN DES GAZ

Dans un ballon de verre contenant 2 litres 20. j'ai fait bouillir pendant demi-heure l'eau dont il était hermétiquement plein. Le thermomètre était à 19° C., le baromètre à 0^m760; j'ai obtenu 129 centimètres cubes de gaz([1]); la potasse y a déterminé une absorption de 74 centimètres cubes, le résidu s'est donc trouvé de 55 centimètres cubes, où du phosphore abandonné pendant 24 heures a produit une nouvelle absorption de 2 centimètres cubes; le nouveau résidu était donc de 53. Ainsi ce mélange était formé de :

Acide carbonique. . . . . 74 centimètres cubes.
Azote 53   —
Oxygène 2   —
129 centimètres cubes.

Ou pour un litre :

Acide carbonique. . . . . 34 centimètres cubes.
Azote 24   —
Oxygène. 1   —
59 centimètres cubes.

Cette quantité minime d'oxygène, fournie par l'analyse, me suggère une remarque que je n'ai vue consignée nulle part, et que je dois noter ici. Puisque le protoxyde de fer passe à l'état de peroxyde pendant l'ébullition même *en vase clos*, c'est à l'oxygène tenu en dissolution qu'on doit attribuer cette métamorphose. C'est pourquoi le résultat ci-dessus doit être augmenté de la quantité d'oxygène qui a servi à cette transformation. J'indiquerai plus loin comment je suis arrivé à cette détermination.

([1]) Ce volume est celui corrigé d'après la formule,

$$\frac{V (1 + k t) (H-h)}{(1 + a t) 0,760.}$$

Il en est de même de ceux qui vont suivre.

RECHERCHE DES MATIÈRES FIXES

Trois litres d'eau ont été mis à évaporer dans une bassine d'argent couverte de gaze, jusqu'à n'avoir plus dans le vase qu'un décilitre environ. Ce résidu *ocracé* a été versé dans une capsule de porcelaine; les portions terreuses adhérentes à la bassine en ont été soigneusement détachées et entraînées dans la capsule par de l'eau distillée. L'évaporation s'est effectuée alors au bain de sable, et le sédiment desséché a pesé 1 gr. 21, ou pour un litre 0,403. Il était jaune, rougeâtre, pulvérulent. Il a été successivement traité : 1° par de l'alcool à 40°; 2° par de l'eau distillée; 3° par de l'acide azotique très dilué.

Après ces divers traitements, le résidu pesait 0,11, soit pour un litre 0,037, et n'a rien cédé à l'acide azotique bouillant. C'était de l'acide silicique.

1° Examen des liqueurs alcooliques. — Le produit du traitement alcoolique qui pouvait contenir les chlorures existant dans l'eau minérale a été évaporé jusqu'à siccité. Le résidu a été calciné et incinéré. La matière organique répandait en brûlant une odeur aromatique; les cendres ont été reprises par de l'eau distillée qui a laissé indissoute 0,005 de magnésie, représentant 0,014 de chlorhydrate de cette base, décomposée par la calcination, soit pour un litre 0,0047.

Dans la liqueur filtrée j'ai versé de l'azotate d'argent qui y a déterminé un précipité de chlorure d'argent pesant 0,16, équivalent à 0,041 d'acide chlorhydrique.

L'excès d'azotate d'argent a été décomposé à l'aide du gaz acide sulfhydrique; le sulfure a été séparé par la filtration, et, dans le liquide, préalablement porté à l'ébullition pour en chasser l'acide sulfhydrique, j'ai versé l'oxalate d'ammoniaque. L'oxalate calcaire pesait 0,04, d'où chaux 0,018, d'où chlorhydrate de chaux 0,040, soit pour un litre 0,013.

Le liquide filtré a été évaporé et siccité, et le résidu fortement calciné au rouge dans un creuset de platine. Pendant la calcination, j'ai ajouté un peu de carbonate d'ammoniaque pour transformer en carbonates les chlo-

rures de sodium et de potassium, s'il en existait. Le produit de cette calcination pesait 0,05; je l'ai repris par de l'eau distillée qui a dissous toute
la masse. La liqueur ramenait au bleu le papier rouge de tournesol, ne
précipitait pas le chlorure de platine. Les deux pôles d'or d'un multipli-
cateur électrique plongés dans ce liquide où j'ajoutai de l'acide sulfurique,
ont indiqué à l'instrument une réaction et, par suite, l'existence de
l'azotate de soude. D'une autre part, le poids de l'acide chlorhydrique
trouvé plus haut est de 0,041, dont 0,030 sont à l'état de chlorhydrate de
chaux et de magnésie, les 0,011 qui restent représentent donc 0,020 de
chlorhydrate de soude. En retranchant ce dernier nombre de 0,05, poids
trouvé pour le résidu salin qui nous occupe, on aura 0,03 d'azotate de
soude, ou, pour un litre, 0,01, et par litre 0,007 de chlorhydrate de soude.

2° EXAMEN DES LIQUEURS AQUEUSES. — Le produit du traitement aqueux
a été divisé en deux parties égales. L'une d'elles a été essayée successivement par les azotates de baryte et d'argent, qui n'y ont déterminé aucun
précipité. L'argent a été séparé par l'addition de chlorure de sodium,
et dans la liqueur filtrée j'ai versé de l'ammoniaque. Ce réactif a produit
un précipité léger floconneux qui, recueilli sur un filtre, a été trouvé
de 0,002, ou, pour la totalité des liqueurs, 0,04. Ce précipité a été
redissous dans de l'acide chlorhydrique faible d'où l'ammoniaque l'a de
nouveau précipité; enfin, redissous une seconde fois dans le même acide,
l'addition d'acide sulfurique a donné lieu à du sulfate de baryte : c'était
donc un phosphate de cette base, représentant 0,019 d'acide phosphorique,
et 0,03 de phosphate de soude, soit pour un litre 0,01.

La seconde portion de liqueur a été évaporée jusqu'à siccité; elle a
laissé 0,03 du résidu, ou pour la totalité, 0,06. Ce résidu, repris par de
l'eau distillée, a laissé indissoutes de faibles traces de matières organiques.
Du chlorure de platine a été ajouté à la liqueur filtrée qui a été évaporée
de nouveau à siccité avec beaucoup de ménagement. Le résidu a été repris
par de l'alcool anhydre qui a laissé 0,015 de chlorure platino-potassique,
soit 0,030 pour la totalité de la liqueur; d'où potasse 0,0058, d'où azotate
de potasse 0,013, soit pour un litre 0,004.

3° LIQUEURS DU TRAITEMENT ACIDE. — Ces liqueurs ont été évaporées presque à siccité, et reprises par l'eau qui a tout redissous. De l'ammoniaque a été versé dans ce liquide *acide* et y a déterminé un précipité rouille qui a été recueilli sur un filtre, calciné, arrosé d'acide azotique, recalciné et pesé. Son poids a été de 0,065, d'où protoxyde de fer 0,058, d'où carbonate 0,094, ou pour un litre 0,031 ([1]).

Le liquide ammoniacal, séparé par la filtration du peroxyde de fer, a été traité par l'oxalate d'ammoniaque. L'oxalate de chaux obtenu pèse 1,63, d'où chaux 0,717, d'où carbonate de chaux 1,27, ou pour un litre 0,423.

Dans la liqueur filtrée, j'ai versé du carbonate de soude qui n'y a produit aucun précipité. Il n'y avait donc pas de carbonate de magnésie dans le produit de l'évaporation de l'eau.

D'après les détails qui précèdent, je puis conclure que l'eau minérale soumise à mon examen contient pour un litre :

Acide carbonique.	34 centimètres cubes.
Azote	24 —
Oxygène	1,8 —

Grammes.

Acide silicique.	0,037
Hydrochlorate de magnésie.	0,0047
— de chaux.	0,0133
— de soude.	0,007
Phosphate de soude.	0,010
Azotate de soude.	0,010
— de potasse.	0,0043
Carbonate de chaux.	0,4230
Carbonate de protoxyde de fer	0,0310
Matière organique.	Quantité indéterminée.

([1]) J'observe qu'il a fallu 0 gr. 0066 d'oxygène pour faire passer cette quantité de carbonate de protoxyde en carbonate de peroxyde, ou en volume 4cc5; ou pour les deux litres 20 sur lesquels on a opéré ; 3cc3 qu'il faut ajouter aux 2 déjà trouvés — 5,3, ou par litre 1,8.

RÉSULTAT DE L'ANALYSE DE L'EAU DE M. SAMAZEUILH
Faite par M. BARUEL Fils

Silice	0,015
Carbonate de chaux	0,273
— de magnésie	0,002
Protocarbonate de fer	0,014
Sulfate de soude	0,304
Chlorure de sodium	0,044
Nitrate de potasse	0,058
Acide carbonique	0,235
Acide crénique et carbonate de soude . .	0,007

L'examen comparatif de ces deux résultats, tout en signalant quelques différences que j'appellerai *secondaires*, démontrent cependant une grande analogie entre ces deux espèces d'eau dont il est ici question; toutes deux appartiennent évidemment aux *eaux minérales ferrugineuses*. Néanmoins, les données numériques, trouvées par les deux analyses, indiquent pour l'eau de M. Levadou une quantité de carbonate de fer plus que double de celle trouvée dans l'eau de M. Samazeuilh. Ce fait devait être prévu par suite de l'indication qu'avaient préalablement donnée les réactifs et la saveur.

Bordeaux, le 4 octobre 1838.   MAGONTY.

———

Je, soussigné, Remy Dartaud, avocat et notaire royal à la résidence de Casteljaloux, membre du Conseil municipal de cette ville,

Certifie que, le 11 septembre dernier, M. Levadou, cafetier, m'appela, en l'absence de M. le Maire et de son adjoint, à l'effet d'assister à l'analyse des eaux minérales qui surgissent dans le jardin des héritiers de M. Courtés, au midi de la ville de Casteljaloux; que cette analyse fut, en effet, effectuée, en ma présence et celle de toutes les personnes que la curiosité y appela, par M. Magonty, professeur de chimie à Bordeaux; que les résultats de cette opération, ainsi que l'opération elle-même, furent constatés publiquement, et qu'il fut libre à tout individu présent de se convaincre des soins et de la loyauté apportés à ce travail.

En foi de quoi, j'ai délivré la présente déclaration comme un hommage rendu à la vérité.

Casteljaloux, le 10 janvier 1839. Remy DARTAUD.

Vu pour légalisation de la signature de M. Remy Dartaud,
membre du Conseil municipal,
remplissant les fonctions de maire de la commune de Casteljaloux.

Nérac, le 26 mars 1839.

Pour le sous-préfet en tournée, le maire de Nérac, délégué,

DETROIS.

Après avoir fait constater par l'analyse la nature de l'eau de sa source, M. Levadou communiqua le rapport de M. Magonty à M. le Dr Bermond, médecin chef interne à l'hôpital Saint-André de Bordeaux, rapport qui inspira à ce médecin distingué la savante notice sur les eaux minérales ferrugineuses qu'on va lire, et qui fait connaître toute l'importance de la découverte que nous signalons ici.

NOTICE

SUR LES EAUX MINÉRALES FERRUGINEUSES

Par M. Eug. BERMOND, Docteur en Médecine.

Dépouillées du prisme de la prévention, beaucoup d'eaux minérales ont perdu leur célébrité usurpée aux yeux des médecins praticiens et des observateurs consciencieux. On a reconnu que la plupart d'entre elles ne devaient leur prétendue efficacité qu'à des circonstances tout à fait accessoires, aux déplacements qu'elles occasionnaient, à l'exercice qu'elles nécessitaient chez les personnes habituellement oisives, aux administrations de médicaments qui n'étaient censés que préparer le malade à l'effet des eaux, et qui, en définitive, contribuaient le plus à son soulagement ou à sa guérison. La vogue, contre laquelle on a tant de peine à se défendre, les récits ampoulés de cures merveilleuses par des hommes et même des médecins intéressés à l'exploitation de sources minérales, ont fortement contribué à la conservation de nombreux préjugés.

Aussi, chaque année voit-elle une foule de voyageurs émigrant vers des contrées lointaines pour retremper leur santé dans des eaux dont les propriétés vantées sont plus que douteuses; ils ignorent que la principale intention des hommes de l'art est de leur causer des distractions utiles, si même il n'arrive pas que de pareils conseils aient pour but de déguiser une impuissance inhérente à l'état peu avancé de la science.

Au milieu des illusions de toute espèce qui se sont évanouies au sujet des eaux minérales, il est consolant d'avoir à proclamer les bienfaits réels de certaines d'entre elles. On doit placer au premier rang les eaux ferrugineuses, dont les propriétés sont mieux étudiées depuis quelque temps, et d'une démonstration facile, en s'étayant sur les faits les plus vulgaires et les plus répandus. On connaît déjà la haute réputation des eaux de Spa et de Vichy; leur efficacité dans les engorgements chroniques des viscères de l'économie en a utilisé les sels qui ont pour base le fer dans une multitude de circonstances. Mais on est loin encore d'avoir justement apprécié tous les cas de maladie où l'on peut en retirer des avantages précieux. Disons même que l'on n'a pas assez porté l'attention sur les ressources que l'on pouvait tirer des médications ferrugineuses. De bons esprits ont reconnu qu'une lacune était à remplir sur ce point, et la thérapeutique se trouve sur la voie d'importantes améliorations sous l'influence de travaux que cette idée a déjà suggérés.

Un fait incontestable, c'est que le fer est un modificateur puissant de l'organisme. Dans une époque où nous voyons restituer à l'humorisme son ancien crédit, il n'a pas été difficile de reconnaître qu'en modifiant les qualités du sang on devait modifier les constitutions appauvries ou viciées par des principes morbides. Or, le fer a pour propriété positive de s'adresser à la crase du sang, d'augmenter sa propriété excitante lorsqu'elle est au-dessous de son type normal. Aussi, les individus pâles et lymphatiques, que des excès en tous genres ont profondément affaiblis, que des engorgements viscéraux ont réduits à une santé précaire, qui ont perdu la faculté de digérer convenablement leurs aliments, trouvent-ils dans les médicaments ferrugineux les ressources les plus avantageuses.

Un autre fait qui découle du précédent, c'est l'action tonique qu'exercent les préparations et les eaux ferrugineuses dans les engorgements glandulaires que l'on a si fréquemment l'occasion d'observer, les inflammations des glandes séminales et mammaires; des ganglions sont en effet tant de fois négligés qu'elles laissent après elles des indurations difficiles à dissiper, et qui peuvent avoir pour résultat définitif la dégénérescence en cancer.

Dans des cas pareils, qui ne connaît les succès provoqués par l'emploi des ferrugineux administrés sous les formes les plus diverses? Les engorgements se sont dissipés comme par enchantement, et les malades ont été délivrés du chagrin que leur suscitait le progrès ou la stagnation de leur mal.

La propriété résolutive à un très haut degré des eaux ferrugineuses a été éprouvée dans les engorgements anciens des articulations de la main et du pied, reconnaissant pour cause des entorses. Il ne faut pas avoir longtemps vécu dans les hôpitaux pour connaître les conséquences fâcheuses qui résultent de ces entorses, lorsque l'inflammation à laquelle elles donnent lieu n'a pas été assez énergiquement combattue ; c'est alors qu'on a recours avec un grand succès aux composés ferrugineux, parmi lesquels je me contenterai de citer l'eau de boule de Nancy, le baume vulnéraire de Dippel.

Certaines tumeurs blanches n'ont point pour origine d'autres causes que de semblables violences physiques aidées ou non par des conditions particulières de l'organisme. Je mets hors de doute que les médications ferrugineuses peuvent alors rendre des services immenses, puisqu'il ne s'agit de rien moins que de préserver l'individu de la douloureuse nécessité de se faire amputer un membre.

Il est une autre classe d'individus qui ont toujours trouvé dans l'emploi des ferrugineux une guérison rapide ; je veux parler de ceux qui ont été atteints de *gastrite*. Il arrive très souvent alors que les digestions ne s'opèrent qu'avec lenteur et difficulté, bien qu'il n'existe plus aucune trace de phlogose. Ce n'est pas une irritation entretenue dans l'estomac qui empêche l'élaboration des aliments, car dans ce cas il faudrait bien se garder d'avoir recours aux ferrugineux pris en boisson ou de toute autre manière ; — il s'agit au contraire d'un défaut de ton de la part de l'estomac, d'une surabondance de sécrétion favorisée par une constitution lymphatique. Eh bien ! les exemples fourmillent de personnes dont les forces étaient sans énergie, au teint pâle et décoloré, dont l'appétit était languissant ou nul, dont les digestions laborieuses s'accompagnaient d'un grand dégagement de gaz ; sous l'influence des médications ferrugineuses, on les a vues recouvrer leur vigueur, prendre une coloration vermeille, éprouver un sentiment de bien-être inaccoutumé, et se procurer une alimentation restaurante et substantielle.

Ce n'est pas seulement comme tonique général que le fer se fait remarquer, il a encore un mode d'action qui échappe à l'analyse, mais qui n'en est pas moins réel sur les engorgements de la rate et du foie. Ceux-ci ne sont que trop communs à la suite des fièvres intermittentes, et troublent par la cessation de fonctions importantes la série des actes organiques qui donnent au sang une bonne composition chimique. Si les eaux de Pyrmont, de Spa, de Vichy, de Contrexéville, etc., ont obtenu une célébrité si puissamment vantée, c'est presque exclusivement dans des cas semblables que leur action a été reconnue produire d'excellents effets, à tel point que les médecins s'accordent aujourd'hui à regarder ces eaux comme un spécifique des engorgements chroniques de la rate et du foie. Que l'engorgement de la rate soit primitif ou consécutif à des fièvres intermittentes, on voit des individus qui en sont affectés se plaindre d'un sentiment de pesanteur ou de douleur dans la région de l'organe, rendant pénible tout exercice un peu fatigant. A l'inaptitude au mouvement et à la faiblesse se joint un état habituel de pâleur. Des oppressions, des lassitudes excessives, des palpitations arrivent dès que les malades veulent s'essayer à l'activité; leur appétit se détériore de plus en plus, ou devient bizarre; ils sont agités à la moindre impression morale par des accès fébriles; leur esprit est morose, inquiet, et une maigreur très prononcée devient la conséquence de la difficulté et de l'imperfection des digestions. Souvent l'hydropisie survient, et précipite le dénouement funeste d'une vie chargée d'ennuis et de douleurs.

Pour ce qui concerne la catégorie moins nombreuse des personnes affectées de maladies chroniques du foie, la jaunisse, la sécheresse de la peau, une douleur sourde, gravative dans la région du foie se transformant chez quelques individus en des crampes extrêmement vives, amenant chez d'autres la toux et la difficulté de respirer, tels sont les symptômes que l'on a vus souvent résister à tout l'arsenal des moyens thérapeutiques, et céder ensuite aux eaux ferrugineuses dans un moment où l'on avait perdu tout espoir.

C'est surtout dans les maladies des voies génito-urinaires que les propriétés des ferrugineux se sont montrées d'une utilité des plus manifestes.

Qui ne connaît les chloroses, cette affection vulgairement désignée sous le nom de pâles couleurs? chez un grand nombre de jeunes filles, arrivées à l'époque de la puberté, l'utérus, doué de trop peu d'énergie pour devenir apte à la fonction qui lui est dévolue, reste seul inactif au milieu du développement de tous les organes, et ne peut donner l'impulsion sans laquelle l'imposante révolution prête à s'accomplir ne saurait s'effectuer. Les écoulements sanguins périodiques qui indiquent l'activité vitale de l'organe, n'apparaissent pas. Alors, comme l'a très bien dit un écrivain distingué, la jeune fille chlorotique peut être considérée *comme un être qui se développe, et qui, passant d'un état de vie dans un autre, est arrêtée dans son évolution commencée, et reste en quelque sorte à l'état de chrysalide engourdie.* Au lieu de voir sa beauté et sa santé s'accroître, elle devient d'une pâleur extrême, assez souvent nuancée de jaune et de vert, les yeux perdant leur expression et leurs chairs leur fermeté ; l'appétit diminue ou s'annihile, souvent la dépravation du goût pousse les malades à manger des substances impropres à la nutrition ou même nuisibles. En même temps qu'une vague mélancolie les fait pleurer et soupirer sans motif, on les voit éprouver des palpitations au moindre exercice, et si le mal n'est arrêté, la fièvre s'allume, l'amaigrissement fait des progrès et amène la mort.

Rien ne serait plus affligeant qu'un pareil tableau si l'on ne pouvait mettre en regard celui des métamorphoses heureuses dues à l'emploi des ferrugineux. Que la chlorose atteigne des jeunes filles pubères ou les femmes mariées (celles-ci, les veuves surtout, en sont fréquemment affectées), qu'elle soit due à l'affaiblissement des qualités stimulantes du sang ou à une atonie des organes génitaux, elle ne reconnaît pas de meilleure médication que celle des ferrugineux qui donnent à l'organisation la tonicité qui lui manque, et augmentent d'une manière spéciale l'énergie de l'utérus. L'expérience de tous les jours a si bien constaté en pareil cas les bons effets du fer employé sous toutes les formes que ce motif seul suffirait pour lui donner la plus haute importance. Il n'y a que la chlorose dépendante d'une maladie d'un organe autre que l'utérus qui se soustrait à une médication aussi précieuse.

Il existe une espèce de leucorrhées ou fleurs blanches qui se perpétuent sans être accompagnées d'inflammation, et qui atteignent d'une manière plus particulière les femmes lymphatiques et celles dont les organes sont relâchés par des couches nombreuses. Ces fleurs blanches coexistent souvent avec la chlorose, et non seulement sont d'une incommodité fâcheuse, mais même par leur abondance finissent par épuiser les forces, amener la pâleur du visage, la lividité des paupières, et causer des tiraillements dans les reins, dans l'estomac et des vomissements.

Un bon exemple de ces leucorrhées, liées ou non à des maladies syphilitiques, ont été rapidement guéries tantôt par des lotions ou injections faites avec des eaux ferrugineuses, tantôt par des douches opérées avec ces mêmes eaux, et dirigées sur le col utérin.

Chez l'homme, comme dans l'autre sexe, les organes génito-urinaires sont modifiés de la manière la plus heureuse par les médications ferrugineuses. Un grand nombre d'individus, épuisés par des excès vénériens de toute espèce, ont été rendus à une nouvelle vie à l'aide du fer à l'extérieur, et des demi-bains ferrugineux, mieux que par toute autre médication. Même efficacité contre l'incommodité de perdre continuellement les urines, lorsqu'elle est due à la tonicité affaiblie de la vessie chez les vieillards.

On a encore vanté les effets des ferrugineux dans les catarrhes chroniques de la vessie, dans certains cas d'impuissance chez l'homme et de stérilité chez la femme, dans l'hystérie, dans les névralgies, dans l'hydropisie, dans les scrofules, etc. Négliger ces catégories, bien qu'elles aient pour elles plusieurs faits probants, m'a paru le devoir d'un médecin sévère et consciencieux. Le fer entre comme élément dans la composition du sang ; le fer, administré à l'intérieur comme à l'extérieur, passe dans le sang et remonte la vitalité affaiblie. En n'adoptant que ce qui est matériellement prouvé, les eaux ferrugineuses se recommandent à beaucoup de titres, et leur vogue, au lieu de s'éteindre, est destinée à s'accroître avec le temps.

C'est avec une véritable satisfaction que tous les amis de la science et de l'humanité apprendront qu'à Casteljaloux les eaux de la source Bordes-Levadou contiennent assez de fer pour rivaliser avec les eaux

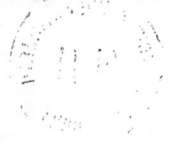

minérales les plus réputées. Analysées avec le plus grand soin par un chimiste distingué de Bordeaux, M. Magonty, elles ont donné une proportion de fer supérieure à celle des eaux de Vichy. Elles en renferment aussi une quantité double de celle que l'on a trouvée dans la source de M. Samazeuilh. Les contrées du Midi pourront s'enorgueillir à juste titre de la possession d'une piscine où une multitude de personnes pourront venir chercher une santé vigoureuse ou le terme de leurs maux. Il ne sera plus besoin dès lors de recourir à de longs voyages pour profiter des propriétés utiles qu'on a reconnues être l'apanage des eaux ferrugineuses. Ceux à qui les eaux servent de prétexte à des distractions agréables iront à Vichy, à Spa, à Pyrmont, tandis que Casteljaloux devra avoir la préférence de ceux qu'attirent de véritables besoins et des intérêts réels de santé.

BERMOND,

Docteur en médecine.

NOTICE

EAUX SULFURO-FERRUGINEUSES DE CASTELJALOUX

(Lot-et-Garonne)

Par Henri ISSARTIER, Docteur en Médecine, Membre de plusieurs Sociétés
médicales.

———

Les progrès de la chimie et l'étude approfondie des divers liquides du
corps humain, en donnant, de nos jours, à l'humorisme une physionomie
nouvelle, ont assuré à cette doctrine une valeur incontestable. Le sang,
cette chair coulante, comme disait Bordeu, a été parfaitement analysé, et
ses altérations diverses très exactement appréciées dans une foule de
maladies. Les conséquences de ces travaux ont eu la plus heureuse
influence sur la thérapeutique. L'existence du fer dans le sang normal,
signalée, il y a un siècle, par Menghini et Lemery, a été mise hors de
doute par les expériences de Barruel père. Puissant modificateur de
l'hématose, ce métal joue le rôle le plus important dans l'histoire de nos
fonctions, principalement chez la femme, dont il domine toute la patho-
logie. Aussi voyons-nous que de tout temps la médecine a reconnu son
efficacité, et qu'il a survécu au naufrage de tous les systèmes. Jamais
cependant l'art de guérir n'a retiré de son emploi autant d'avantages que
dans ce moment, et si l'on peut donner à un médicament le nom de spécifique, nul ne l'a mieux mérité.

C'est donc une bonne fortune pour une contrée que la découverte
d'une source ferrugineuse où les malades peuvent aller puiser une nouvelle vie. Depuis longtemps Casteljaloux possédait des eaux ferrugineuses,
lorsqu'en 1837 M. Levadou découvrit une nouvelle source, dont il soumit
les eaux à l'analyse de l'Académie royale de médecine, qui reconnut un
sel de fer tenu en dissolution par un excès d'acide carbonique, condition
doublement favorable à son absorption. La proportion du fer de ces eaux

est supérieure à celle des eaux si célèbres de Spa et de Vichy. Elles contiennent, en outre, des carbonates alcalins, et une quantité notable d'acide sulfhydrique, très sensible à l'odorat, lorsqu'on agite l'eau dans le vase qui la renferme. Il n'est pas douteux que ce gaz, auquel les eaux sulfureuses des Pyrénées doivent principalement leurs propriétés, ne soit un adjuvant favorable dont l'action s'associe avec avantage à celle du fer.

En 1846, nous eûmes l'occasion d'envoyer quelques malades aux eaux de Casteljaloux; tous sans exception n'eurent qu'à se féliciter de leur voyage, car ils trouvèrent dans ces eaux un élément réparateur qui leur rendit la santé. Pour notre compte, nous sommes heureux d'acquitter une dette de reconnaissance, et nous ne faisons qu'un acte de justice en déclarant que Mme Issartier, dont la santé, gravement compromise par une maladie d'épuisement à la suite de l'allaitement, nous avait donné les plus sérieuses inquiétudes, revint parfaitement rétablie après un séjour de deux semaines. Les résultats obtenus dans cette première épreuve nous ont engagé à aller visiter, cette année, ces eaux bienfaisantes, et à les étudier à la source même.

L'établissement Levadou est très heureusement situé dans un vaste jardin, où rien n'a été négligé pour l'agrément et la commodité des baigneurs; il est distribué avec beaucoup de goût, tenu avec une propreté irréprochable, et pourvu des appareils nécessaires pour les bains simples, les bains de vapeur et les douches. L'eau de la source ferrugineuse, très abondante, est limpide et fraîche; elle a une saveur franchement atramentaire (goût d'encre) et légèrement sulfureuse. Loin de provoquer le dégoût, elle est bue même avec plaisir après les premiers verres, dont la saveur styptique étonne les buveurs novices.

Casteljaloux possède un second établissement d'eau sulfuro-ferrugineuse (source ancienne Samazeuilh, aujourd'hui de Poul). Nous nous bornerons à ces simples indications, imitant la sage réserve que se sont imposée les deux propriétaires des établissements rivaux, jaloux d'éviter avec soin une déloyale concurrence.

Quant à nos confrères, auxquels nous nous adressons particulièrement pour leur signaler des sources d'eau minérale qu'ils peuvent ne pas connaître, nous n'avons nullement la prétention de leur indiquer les maladies qu'ils doivent combattre par le moyen de ces eaux; mais qu'ils nous permettent de citer une seule observation qui prouve l'application heureuse que l'on peut faire de leurs propriétés. Le fils de M. Valentin Duffourq, adjoint du Maire de Bordeaux, jeune homme d'une constitution athlétique, avait depuis son enfance l'articulation du genou droit tellement malade, que la jambe avait perdu tous ses mouvements, et que la marche était impossible sans le secours de deux béquilles. En vain ce malade avait demandé sa guérison aux eaux de Bagnères, de Bourbonne, d'Ax, aux bains de mer; en vain il s'était confié pendant quinze mois, aux soins éclairés du docteur Lisfranc, de regrettable mémoire; il n'avait obtenu qu'un soulagement si peu marqué, que les béquilles lui restaient toujours indispensables. Conduit par le hasard à Casteljaloux en 1845, il obtint par ce premier séjour aux eaux, et seulement par les bains, une amélioration notable; en 1846, il y retourna, et par l'usage des douches ferrugineuses, il eut, après la saison, le bonheur de marcher avec l'aide d'une canne; cette année, 1847, nous avons revu M. Duffourq à Casteljaloux; il pouvait marcher même sans canne, et se promener en s'appuyant très légèrement sur notre bras; l'articulation malade avait retrouvé quelques mouvements. En un mot, son état est aujourd'hui si satisfaisant, que pour peu qu'il s'améliore encore, ce qui est presque certain, et ce que nous lui souhaitons de tout notre cœur, M. Duffourq aura recouvré l'usage à peu près normal d'un membre qui lui était si inutile qu'on lui en avait proposé l'amputation.

Voilà certainement un fait bien constaté, qui prouve l'efficacité des eaux ferrugineuses à l'extérieur, et qui pourrait rivaliser avec les cures les plus merveilleuses des Pyrénées, de Bourbonne, etc., etc. Qu'on ne suppose pas, d'ailleurs, que nous songions à contester les bienfaits des eaux de Bagnères, de Cauterets, etc. Nous sommes loin d'une pareille hérésie médicale. Mais ce que nous croyons avec une profonde conviction, c'est que très souvent, cédant aux caprices de la mode, aux entraînements du plaisir, aux exigences de la vanité, les malades opulents entreprennent de longs voyages, et s'expatrient pour aller chercher dans des eaux aristocratiques une guérison qu'ils pourraient trouver plus près et plus facilement, ou qu'ils ne doivent, la plupart du temps, qu'aux distractions du voyage, à un exercice inaccoutumé et à un changement complet des conditions hygiéniques. Quelque salutaires même que fussent les eaux éloignées, certaines positions les rendent inabordables à quelques malades ; c'est donc un double bienfait pour les contrées voisines, que l'existence d'une source bienfaisante, où l'on peut presque toujours se rendre aisément sans déplacements ni longs ni coûteux, et qui sont accessibles à toutes les fortunes.

Résumons-nous en peu de mots : les eaux ferrugineuses, en général, sont celles dont les bons effets sont le mieux constatés ; à l'intérieur, elles conviennent surtout dans la chlorose, l'anémie, le rachitisme, le scorbut, dans les engorgements du foie, de la rate, les hydropisies, les dyspepsies, les gastrites chroniques et même subaiguës, les névralgies, compagnes si fidèles de la chlorose, en un mot dans tous les cas où il y a atonie, langueur, faiblesse, où le sang appauvri a perdu le fer qui est nécessaire pour maintenir l'excitation normale indispensable à la santé. Il serait fastidieux de dresser ici une liste de tous les états pathologiques qui réclament l'usage des eaux ferrugineuses et dont l'appréciation doit rester à nos confrères. Disons seulement que les malades qui vont prendre les eaux minérales, doivent peu à peu s'habituer à leur action et ne les boire que par doses progressives, sans quoi ils éprouveraient des accidents qu'ils devraient attribuer non pas aux eaux, mais à leur mauvaise administration. Avec ces précautions, on arrive à boire sans inconvénient des quantités presque incroyables ; quelques buveurs intrépides vont jusqu'à 50 verres par jour. Il serait également avantageux, avant de quitter les eaux, de diminuer graduellement la quantité d'eau que l'on boit chaque jour. Par là, l'estomac regretterait moins un excitant auquel il serait habitué.

Quant à l'emploi des eaux ferrugineuses à l'extérieur, nous pensons qu'on doit ouvrir une nouvelle voie à leur application. On n'a pas assez tenté leur efficacité pour résoudre les engorgements chroniques des articulations et des glandes, pour combattre les affections rhumatismales et un grand nombre de maladies de la peau, contre lesquelles les eaux de

Casteljaloux agiraient avec d'autant plus d'énergie que leur action serait secondée par l'acide sulfhydrique qu'elles renferment.

Dr H. ISSARTIER.

Il est donc démontré par l'analyse de M. Magonty que les eaux de M. Levadou appartiennent à la classe des eaux minérales ferrugineuses; et par les notices de MM. les docteurs Bermond et Issartier, qu'elles offrent dans une infinité de maladies les avantages précieux d'un véritable spécifique. Voilà, certes, des titres incontestables à la vogue et à la célébrité.

La ville de Casteljaloux, située sur la lisière des Landes, à 95 kilomètres de Bordeaux, 22 de Marmande et 28 de Nérac, est traversée par six grandes routes et desservie par le chemin de fer de Marmande à Mont-de-Marsan. De nombreux trains s'y arrêtent tous les jours. Elle offre aux étrangers tous les agréments d'une vie confortable; les vivres y sont variés, abondants et surtout à bon marché; les hôtels bien garnis et proprement entretenus. La campagne, arrosée par la petite rivière l'*Avance*, aux eaux toujours claires et limpides, est fertile et charmante. C'est un joli pays de chasse.

On peut visiter, au cœur même de la ville, la magnifique usine de M. Col, qui occupe toute l'année plus de 500 ouvriers; puis, à 3 kilomètres, les forges de *Neuf-Fonds* et la source de l'*Avance*, et, un peu plus loin, la verrerie du *Tremblet* et une fabrique de produits chimiques.

Enfin, tout contribue à rendre le séjour de Casteljaloux fort agréable aux malades qui viennent retremper leur santé dans les eaux salutaires de la source *Levadou*.

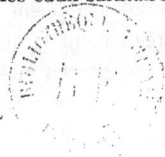

Bordeaux. — Imp. G. Gounouilhou, 9-11, rue Guiraude.

72

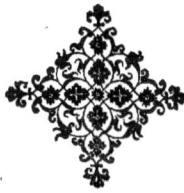